LA
THÉRAPIE MODERNE

ET

QUELQUES CONSEILS HYGIÉNIQUES

GUIDE DES MALADES

PAR

R. SCHENSTRÖM

Directeur-Fondateur
de l'Institut de massage et de gymnastique médicale (orthopédique) suédoise
à Paris,
Médecin-Gymnaste diplômé de l'Académie royale de gymnastique
à Stockholm,
Chevalier de la Légion d'honneur, de l'Ordre royal
de Wasa (Suède), etc.

Gutta cavat lapidem non vi sed saepe cadendo.

PARIS

INSTITUT R. SCHENSTRÖM, FONDÉ EN 1874
30, RUE DE PENTHIÈVRE, 30

1883

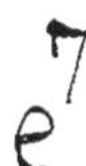

LA

THÉRAPIE MODERNE

QUELQUES CONSEILS HYGIÉNIQUES

Maladies traitées à l'Institut R. SCHENSTRÖM

30, *RUE DE PENTHIÈVRE*, 30

PARIS

Faiblesse générale.
Anémie.
Scrofules.
Rhumatisme.
Goutte.
Obésité.
Faiblesse nerveuse.
Hystérie.
Epilepsie.
Chorée (danse de Saint-Guy).
Paralysies.
Hypochondrie.
Insomnie.
Vertige.
Dyspepsie.
Constipation.
Hémorrhoïdes.
Congestion de foie.
Diabète.
Hypertrophie du cœur.
Atrophie   »

Insuffisance des valvules.
Varice.
Disposition à l'apoplexie.
Maux de tête en général.
Mains et pieds froids.
Difformités (déviation de la colonne vertébrale, etc.).
Atrophie musculaire.
Ankylose.
Contractures.
Hydarthrose (l'eau dans le genou).
Entorse.
Phthisie pulmonaire.
Bronchite.
Asthme.
Emphysème.
Maladies des femmes.
Maladies de gorge (et des cordes vocales).
Etc., etc.

LA
THÉRAPIE MODERNE

ET

QUELQUES CONSEILS HYGIÉNIQUES

GUIDE DES MALADES

PAR

R. SCHENSTRÖM

Directeur-Fondateur
de l'Institut de massage et de gymnastique médicale (orthopédique) suédoise
à Paris,
Médecin-Gymnaste diplômé de l'Académie royale de gymnastique
à Stockholm,
Chevalier de la Légion d'honneur, de l'Ordre royal
de Wasa (Suède), etc.

Gutta cavat lapidem non vi sed
sæpe cadendo.

PARIS

INSTITUT R. SCHENSTRÖM, FONDÉ EN 1874
30, RUE DE PENTHIÈVRE, 30

1883

LA THÉRAPIE MODERNE

ET

QUELQUES CONSEILS D'HYGIÈNE

Un observateur attentif est vivement frappé du peu de profit que la jeunesse tire de l'expérience des personnes plus âgées. Cela tient à cet esprit de présomption ou de légèreté qui se glisse partout; on veut suivre ses propres inspirations que l'on regarde comme l'expression du bon sens et on se défie des conseils des vieillards, sous prétexte que souvent ils radotent.

C'est ainsi que, pour ne parler qu'au point de vue de la santé, la plupart des hommes tombent dans de si déplorables erreurs; que dans la première partie de sa vie on semble s'attacher, par des excès de toute sorte, à ruiner son corps ou du moins à lui enlever une partie de ses forces; et que dans la seconde moitié on est pour ainsi dire forcé de lutter incessamment pour soutenir cette existence prématurément ébranlée.

Nul ne le contestera : c'est ainsi que va le monde. Et pourtant il serait si facile pour la plupart de conserver jusque dans un âge avancé une constitution forte et vigoureuse !

Ah ! si on voulait être plus sage !

Mais notre but n'est point de faire ici un traité de morale. Nous sommes en face du mal, en face de symptômes de maladies ou de maladies plus ou moins profondément enracinées. Nous voudrions prévenir les unes et faire disparaître les autres ou du moins atténuer les souffrances qu'elles procurent.

Or quels sont nos moyens ?

L'hygiène depuis quelques années gagne tous les jours du terrain ; ses principes bien appliqués peuvent nous préserver d'une foule de maux.

L'art de traiter les maladies de toute sorte s'est à son tour amélioré et développé d'une manière admirable.

Sans vouloir établir ici une comparaison entre l'allopathie et l'homœopathie, je n'hésite pas à dire que la seconde a modifié la première. Il n'est pas difficile de remarquer que l'homœopathie est l'intermédiaire entre la vieille thérapie et la thérapie moderne, entre le traitement intérieur et le traitement extérieur, qui aujourd'hui commence à jouer un rôle si important. En effet, un docteur intelligent hésite maintenant deux fois avant de prescrire des médicaments internes. N'obtient-il pas, même dans la fièvre, de précieux résultats par le simple usage des bains froids? Les pilules faites de bon pain, les drogues innocentes ne jouent-elles pas le principal rôle? Oui, et les médecins les plus estimés de leur clientèle, ceux qui sont le plus prônés dans le monde sont à coup sûr ceux qui ont su bâtir leur renommée sur de nombreux soulagements ou cures obtenus le plus souvent à l'aide de remèdes aussi simples. Ils avaient affaire à de passagères indispositions, à de simples symptômes, et ils ont eu l'intelligence de ne pas prescrire de remèdes énergiques quand il ne le fallait pas.

Mais, il faut en convenir, ces moyens ne suffisent pas toujours; il y a de vrais malades, des constitutions affaiblies qui ont besoin d'autre chose, et pour eux encore on emploie de plus en plus le traitement extérieur, qui se développe et se perfectionne toujours. De là, dans beaucoup de pays, l'usage de plus en plus fréquent de la kinésithérapie, de la chirurgie, de l'hydrothérapie, de l'électrothérapie, de la métallothérapie.

La première (la kinésithérapie) ou la thérapie des mouvements, est dans sa forme empirique la plus ancienne manière de traiter les maladies; l'homme, en ressentant une douleur, se met à frotter, à pétrir, à masser l'endroit douloureux avec sa main, et cela instinctivement. Les personnes qui ont eu le sens du toucher spécialement développé pour ces manipulations ont, dans tous les temps et chez la plupart des peuples, traité plusieurs maladies par une espèce de massage.

Chez les Chinois, il y a quatre mille ans (selon Pater Amyot), on a employé une espèce de gymnastique passive. Chez les Grecs, les Égyptiens, les Romains et les peuples du Nord, on trouve aussi la trace de ce traitement manuel; et, même aujourd'hui, il n'y a pas un seul pays où on ne trouve de vieilles femmes qui ont une certaine renommée pour de telles manipulations.

Toutefois, pour être vrai, nous devons dire qu'il n'y a qu'une cinquantaine d'années que le Suédois *Ling* a formé un corps de doctrine sur cette matière. Avant lui, on n'employait guère que les mouvements passifs unis ou non à des bains; et, malgré les bons résultats que l'on obtenait de temps en temps, il n'en est pas moins vrai que le massage, dans les conditions tout à fait empiriques où il se trouvait, se voyait forcé d'avouer son impuissance dans la majorité des cas plus ou moins graves. Mais, grâce à la gymnastique qu'il réunit au massage, grâce surtout à sa connaissance plus approfondie de ces moyens, notre savant suédois parvint à établir pour ainsi dire une nouvelle thérapie.

Aujourd'hui, en effet, nous osons le dire hautement, c'est une nouvelle science que le monde possède, une science dans toute l'acception du mot. Ne nous fait-elle pas voir et étudier dans leurs causes et leurs effets anatomiques et physiologiques des milliers de mouvements nouveaux ? Tous ces mouvements ne peuvent-ils pas être scientifiquement déterminés et rattachés à un corps de doctrine ? Il faut être ignorant ou intéressé à combattre cette nouvelle science pour la méconnaître et ne pas rendre hommage au talent éminent de notre compatriote, le professeur Ling.

C'est à lui que nous devons en Suède une des institutions dont nous sommes le plus fiers. C'est à son instigation et sous sa direction qu'elle fut établie aux frais de l'État. Je veux parler de l'Académie royale de gymnastique à Stockholm. On doit à cette célèbre institution d'avoir fait priser la gymnastique à sa juste valeur, surtout en Suède. Dans ce pays, personne n'a le droit de se dire ou d'être professeur de gymnastique sans avoir fait de longues études et avoir reçu un diplôme de cette Académie.

Il faut en convenir, au début, les docteurs en médecine regardaient avec dédain ou au moins avec une certaine défiance la thérapie des mouvements ; les plus belles inventions ont eu le même sort. Mais, aujourd'hui, il n'est plus en Suède une petite ville où l'on n'ait pas un médecin-gymnaste pour le traitement des maladies chroniques, à côté d'un docteur en médecine, que l'on n'appelle que pour les maladies aiguës.

Avec cette nouvelle thérapie, on traite non seulement les difformités, la goutte, les maladies nerveuses (chorée, hystérie, paralysie, maladies nerveuses de toute sorte), mais encore les maladies chroniques du cœur, des poumons, de l'estomac, du foie, etc.

Comment s'étonner donc qu'une foule de docteurs suédois obtiennent des cures si merveilleuses et si diverses? Comment s'étonner que plusieurs d'entre eux, sortis de cette Académie de gymnastique, soient venus se fixer dans les principales villes de l'Europe, et y aient conquis une réputation si bien méritée? Le succès ne pouvait que couronner leur tentative, car la vérité finit toujours par triompher.

Malheureusement un succès pareil devait exciter l'esprit de cupidité de quelques âmes peu consciencieuses du bien-être de l'humanité. Il n'est pas rare de rencontrer des personnes qui ont été autrefois employées à titre d'aides pour l'exécution du massage et qui se disent aujourd'hui en possession de cet art nouveau. Leur réussite en plusieurs cas aidant, elles finissent par attirer sur elles une certaine attention. Mais elles ne connaissent qu'une partie des mouvements qu'il faut produire, sans être bien sûres de pouvoir les appliquer à propos. Comment pourrait-on avoir confiance en elles dans les conditions inférieures où elles se trouvent; et si elles obtiennent, malgré cela, quelques heureux résultats, ne faut-il pas en conclure que leurs moyens, entre les mains d'un homme de science, produiront les plus heureux effets? Là où elles ne réussissent qu'à procurer un bien-être relatif, le vrai masseur et gymnaste obtiendra une guérison radicale, et dans les maladies absolument incurables, où elles ne produiront rien, nous, avec notre nouvelle science, nous prolongerons la vie, en adoucissant heureusement les souffrances. J'ai dit *nous*. Que le lecteur me pardonne ce mot. Il faut bien que je dise que je suis un de ces hommes, sortis de cette célèbre Académie de Stockholm, à ceux qui n'ont pas encore eu l'occasion de me connaître.

Il y a vingt ans que je m'occupe de kinésithérapie. Depuis dix ans à Paris, j'ai eu l'occasion de traiter les maladies les plus diverses avec un tel succès que, en dehors de ma brillante clientèle française, je vois toutes les semaines arriver, des différents pays du monde, quelques étrangers qui viennent se soumettre à mon traitement. Parmi eux je n'en trouve pas mal qui me disent : *« Ah ! si je vous avais connu plus tôt, je ne serais pas aussi malade. Quel dommage que nous n'ayons personne pour appliquer ce traitement dans notre pays, où il y a tant de nos amis qui en auraient besoin ! »*

J'ai toujours répondu à mes malades qui tenaient ce langage : « Que l'on crée dans votre pays une Académie, à l'image de celle de Stockholm, et vous aurez des médecins gymnastes diplômés, en qui vous pourrez avoir confiance, qui pourront guérir ou soulager des milliers de personnes. » Avec le massage bien appliqué, en effet, que de gens seraient bien portants, qui mènent toute leur vie une existence malheureuse ! Dans un but d'humanité, nous demandons d'abord qu'on envoie ces infortunés auprès des médecins réellement sortis de notre école suédoise, et sûrement dans la suite, après de nombreuses et brillantes cures, les gouvernements finiront par agir à l'instar de la Suède.

C'est là le but à atteindre, et ceux qui concourront le plus à réaliser ce que désirent tous les connaisseurs, sont assurément les malades qui auront bénéficié des bienfaits de la kinésithérapie. Pour moi, je n'ai qu'à me louer de ceux que j'ai eu l'avantage de soigner. Guéris ou profondément soulagés, ils parlent en faveur de notre art avec une conviction qui ne peut avoir d'égale que celle des docteurs-gymnastes eux-mêmes.

Mais ces personnes si heureuses de leur traitement, les docteurs en médecine qui recommandent mon massage et d'autres gens encore qui ne le connaissent que par oui-dire, rencontrent plusieurs objections.

— Moi, dit l'un, j'ai essayé du massage, et il faut l'avouer, j'ai éprouvé un certain soulagement; mais au fond ce bien-être s'est réduit à peu de chose.

— Quant à moi, dit un autre, j'ai vu un fameux masseur hindou, et si je n'ai pas été tout à fait guéri, c'est que mon mal est incurable de l'avis de tous les médecins; mais je doute qu'il y ait à Paris un homme possédant le massage dans tous ses mouvements raisonnés, comme celui que j'ai vu aux Indes.

Nous répondrons qu'il y a plusieurs espèces de massage ; que les personnes qui n'ont pas éprouvé les bons effets de ce traitement ont dû sans doute s'adresser à des exploiteurs du genre de ceux dont nous avons parlé plus haut ; que l'Hindou dont on parle ne connaît rien en fait de massage que je ne connaisse moi-même ou qui ne soit enseigné à Stockholm, et qu'enfin je puis en outre appliquer la gymnastique médicale à seconder les heureux effets du massage.

Mon traitement se dirige plutôt du côté des nerfs et des vaisseaux que du côté des muscles. Il se donne aux malades soit chez eux, dans leur lit, soit à l'Institut dans un fauteuil commode. C'est un massage individuel qui doit varier selon la maladie, l'âge, le sexe, la force et le tempérament. Les mouvements diffèrent dans leur nature, leur nombre, leur force et leur durée.

Les parties malades ou faibles reviennent peu à peu à leur état normal ; la circulation devient plus régulière ; on retrouve peu à peu et sans fatigue la force, l'appétit, le sommeil ; la digestion se fait librement et l'esprit est plus dégagé, les idées plus claires et moins portées à la tristesse.

Rien ne peut mieux prévenir les maladies, retarder la vieillesse avec ses suites plus ou moins fâcheuses et donner à la physionomie et au maintien général une apparence jeune et élégante.

Pour les dames du monde qui se sentent fatiguées et nerveuses sans être précisément malades, elles ne trouveront pas un traitement plus agréable ou qui fasse disparaître plus promptement la fatigue de leurs traits.

A côté du traitement thérapeutique, nous avons un traitement préventif et conservateur pour les personnes bien portantes et vigoureuses qui mènent une vie sédentaire ou trop excitante. Après quelques séances, elles peuvent elles-mêmes, sans se déranger, continuer leur traitement suivant l'ordonnance que nous mettons entre leurs mains. En conséquence tout le monde, malade ou bien portant, l'homme comme la femme, les plus âgés comme les plus jeunes, les vigoureux et les débiles, ceux qui entrent en convalescence particulièrement, tout le monde, dis-je, pourra user utilement de nos moyens thérapeutiques.

Une telle idée semble paradoxale au premier abord. Cela vient surtout de ce qu'on ne se fait pas une idée juste du fonctionnement, du mécanisme du corps humain.

En effet, bien peu de gens songent qu'il faut une masse de mouvements (contraction de beaucoup de muscles) pour seulement rester debout, tenir un livre, porter la nourriture à la bouche, la triturer, l'avaler, la digérer, et à plus forte raison pour chanter ou pour jouer du piano, etc. Il y a bien peu de gens, dis-je, qui songent à cela ; mais il y en a bien moins encore qui se rendent compte du travail moins apparent *et non moins réel* des nerfs et de leurs centres, les cerveau, cervelet, bulbe, moelle épinière et grand sympathique.

Et cependant l'organisme humain se compose de tous ces mouvements et de bien d'autres encore, si bien que si les uns cessent, nous devons nous attacher à les rétablir, et que si les autres se développent, nous devons chercher à les modifier pour conserver la santé qui n'est que le fonctionnement harmonieux de tous nos organes sans exception. Soyons plus explicite si vous voulez et donnons des exemples : l'homme de courses développe démesurément ses jarrets et ses pieds, le forgeron ses bras ; l'écrivain, au contraire, uniquement occupé à penser, n'aura que des membres ordinaires, s'il ne les a pas très grêles. Cela provient de ce que, pour ce dernier, le sang est surtout attiré à la tête et que ses membres, presque sans mouvement, se laissent peu à peu engourdir et ne reçoivent dans leurs vaisseaux qu'une faible quantité de sang. De là sa faiblesse musculaire et ce besoin d'aller toujours en voiture ou de rester assis. C'est une vie contre nature qu'il mène ; il abuse de sa tête, du cerveau tout entier, et il ne donne pas ce qu'il faut de mouvements absolument nécessaires aux autres parties.

Cela se conçoit bien, et cependant combien de gens sont obligés de se soumettre bon gré mal gré aux exigences d'une vie sédentaire presque semblable ! C'est là qu'elles contractent tous les jours les germes d'un mal qui finit par éclater et qu'on aurait pu prévenir par un traitement préventif dont le massage et la gymnastique donnent le secret.

Vous donc qui sentez votre sang s'appauvrir, qui éprouvez des embarras dans la digestion, la circulation ou la respiration ; vous qui ne pouvez vous livrer à un sommeil tranquille, prendre votre nourriture avec appétit ou qui êtes sujets à quelque malaise local ou général, soyez assuré que ce sont les symptômes d'une maladie que vous pouvez éloigner en réagissant à l'avance, c'est-à-dire en suivant nos conseils.

Venez nous trouver, et suivant les cas, suivant les mouvements nécessités par votre situation présente, nous vous indiquerons, fondés sur une science certaine, quels et combien de mouvements vous devez exciter dans telle ou telle partie de votre corps.

Notre traitement n'a rien de ce qu'on appelle la routine. Il a été apprécié par de nombreux savants, et en finissant je me permettrai de mettre sous vos yeux le témoignage de deux éminents docteurs. Je les ai déjà cités dans plusieurs de mes écrits antérieurs. Mais leur renommée et leur impartialité sont si connues que je ne crois pas pouvoir mieux faire que de les citer de nouveau dans ce petit travail.

Voici comment s'exprime le Dr Eulenbourg (1) :

. . . .

Si utiles que me parussent les enseignements contenus

(1) Die Schwedische Heilgymnastik, Versuch einer wissenschaftlischen Begründung derselben.

dans ce traité pour atteindre au but proposé, il me fallut néanmoins reconnaître que ces enseignements, tout en faisant suffisamment connaître le traitement par la gymnastique, fondé sur les principes médicaux, ne pouvaient cependant, dans l'emploi tout aussi important de la technique proprement dite, donner l'assurance nécessaire à son application.

J'avais vu assez de traitements pour savoir qu'avec les seuls principes médicaux, sans une connaissance exacte de la technique, et *vice versa*, on n'arrivait absolument à rien.

Pour se rendre maître de cette technique, il faut, comme pour toute technique, une certaine disposition et posséder *avant tout, à côté d'instructions spéciales données par une personne expérimentée, l'habitude et l'expérience.*

La technique est au traitement de la gymnastique médicale ce que la pharmacie est à la médecine. De même que nous devons, en ce qui concerne la pharmacie, pouvoir nous confier entièrement au savoir et à la conscience du pharmacien, de même, nous devons trouver dans le médecin traitant par la gymnastique le technologue le plus accompli et le plus capable. Lui seul connaît la raison des exercices qu'il a ordonnés. Il doit donc être capable de surveiller en tout ses aides gymnastiques. C'est pour cela que, dans l'application de la gymnastique médicale, la partie scientifique est inséparable de la partie technique, *de sorte que le médecin qui ne sera familiarisé qu'avec une de ces parties se trouvera, sans contredit, incapable d'en faire usage.*

Je crois qu'il est nécessaire de s'appesantir sur cette particularité, car, dès maintenant, il ne manque pas de gens incompétents qui, après un *simple* coup d'œil jeté dans tel ou tel institut, font de l'industrie sous le titre de gymnastique suédoise. Leurs erreurs alors doivent être attribuées à la faiblesse humaine *et non à la* gymnastique médicale.

Ailleurs (1), le même auteur dit encore :

. . . .

Pour l'acquérir (la science technique), je me rendis à Stockholm, et je reçus là du directeur de l'Académie royale de gymnastique, le professeur Branting, les meilleures leçons. J'y trouvai en même temps l'occasion que je désirais de me convaincre des grands résultats de la gymnastique médicale de Ling, pour les paralysies, la danse de Saint-Guy, les maladies de la moelle épinière, les asthmes, etc. J'y pus même constater la guérison de l'épilepsie par le seul traitement de la gymnastique médicale. J'appris aussi à connaître et à apprécier l'importance de l'exécution exacte et technique spécifique active et passive des exercices des membres, inventée par Ling. Les exercices jouent le même rôle que les médicaments dans notre traitement pharmaceutique. Un exercice mal exécuté n'est pas moins préjudiciable qu'un mauvais traitement. Il existe plus de mille de ces exercices d'après Ling. Pour pouvoir faire un juste choix, il les faut tous connaître, comme il faut connaître la pharmacologie si l'on veut, en praticien expérimenté, savoir tirer parti des médicaments. Pour arriver à posséder complètement la technique de la doctrine de Ling, il m'aurait fallu prolonger mon séjour à Stockholm au *moins* d'un an.

(1) Mittheilungen aus dem Gebiete der Schwedischer Heilgymnasiik.

Dans un troisième ouvrage (1), le Dr Eulenbourg s'exprime encore ainsi :

. . . .

4. L'hyperhémie veineuse produite par l'altération des vaisseaux, de même que les modifications des membranes muqueuses, surtout par suite de catharres chroniques, ont été constatées comme causes habituelles des dérangements chroniques de l'abdomen.

5. L'hyperhémie produit le catarrhe chronique. La diminution de l'énergie contractile des membranes de l'estomac, du canal intestinal, des muscles abdominaux et des muscles respirateurs, et souvent même du cœur, produit la pléthore abdominale.

6. Quand, par une analyse attentive des phénomènes morbides, les relations pathologiques que nous venons d'indiquer ont été constatées, la thérapie commande comme un traitement radical :

L'attaquer la pléthore abdominale par le retablissement de l'énergie normale de contraction des muscles organiques ou volontaires.

7. *A cette indication répond supérieurement la gymnastique médicale suédoise. Les succès nombreux que l'application de cette méthode médicale a obtenus, même contre les maladies abdominales invétérées, qui avaient résisté à tout autre traitement, justifient le procédé d'une manière péremptoire.*

Basée sur la physiologie et les expériences pathologiques,

(1) Die Heilung der chronischen Unterleibsbeschwerden durch Schwedische Heilgymnastik.

la gymnastique médicale suédoise doit être mise au premier rang des moyens thérapeutiques employés contre les maladies abdominales.

Enfin, nous empruntons une dernière citation à l'intéressant travail du D' Richter (1) :

. . . .

La gymnastique suédoise est un système de développement des forces corporelles basé aussi bien sur l'anatomie que sur la physiologie ; ce développement progresse méthodiquement et pour ainsi dire organiquement. Ce ne sont pas seulement des maladies orthopédiques, des personnes difformes ou mal tournées qu'on traite ici, mais les maladies les plus diverses qu'on supposerait à peine pouvoir être traitées par ce moyen curatif, savoir : des maladies du système nerveux, des vaisseaux, des poumons, de l'abdomen, etc. Pour en nommer seulement quelques-unes que j'y ai vu traiter, je citerai : la paralysie et contracture des membres, les présages et les suites de l'apoplexie, l'irritation spinale, le catarrhe des poumons, la phthisie tuberculeuse, l'asthme, l'hyperhémie abdominale, les hémorrhoïdes, la constipation, le gonflement du foie, la goutte, le rhumatisme, les scrofules, même les maladies des parties génitales et de la vessie.

Si nous jetons maintenant, comme médecin, un coup d'œil sur le caractère de cette gymnastique suédoise, nous ne pouvons pas nous empêcher de reconnaître qu'elle est opportune au point de vue physiologique, rationnelle au point de vue thérapeutique.

(1) Die Schvedische nationale und medicinische Gymnastik.

CONSEILS HYGIÉNIQUES

Convaincu que quelques règles hygiéniques peuvent être pour beaucoup de personnes d'une grande utilité, je n'hésite pas à livrer au public celles qui suivent. Je crois cependant devoir avertir que ce ne sont que des règles générales, que les personnes intelligentes sauront appliquer en les modifiant au besoin, suivant les personnes ou les cas.

I. *Cherchez à respirer, la nuit comme le jour, l'air le plus pur possible.* — Pour cela il faut avoir soin de renouveler souvent l'air des appartements en ouvrant les portes et fenêtres et de choisir pour chambre à coucher une de celles qui seront le mieux aérées.

II. *Livrez-vous pendant un temps suffisant à un bon sommeil.* — Le sommeil est le meilleur réparateur de l'organisme. Il n'y a pas de meilleures heures que les trois heures qui suivent et précèdent minuit. Six heures d'un bon sommeil vous refont tout entier.

III. *Usez sagement, mais usez de l'hydrothérapie.*
— Je suis partisan convaincu de l'hydrothérapie que
je recommande à mes malades ; toutefois, je sais qu'on
en abuse et qu'il y a peu de praticiens qui sachent
modifier ce système de médication suivant les besoins
de leurs malades. Je n'ignore pas non plus que cer-
tains, parmi ces derniers, s'étant bien trouvé de tels
ou tels bains qui leur avaient été conseillés, continuent
d'en prendre après leur guérison. C'est là une erreur
contre laquelle on doit se prémunir. On vous a dit :
Faites cela pendant deux mois, trois mois. Au bout de ce
temps, si vous vous sentez guéri, ne continuez pas et
revenez-en aux soins purement nécessaires. Or, une
légère friction du corps, avec une serviette mouillée et
tordue, suffit pour les exigences quotidiennes de notre
santé. En effet, on n'excite pas trop les nerfs de cette
manière. Si en outre vous avez soin de laver les pieds le
soir, vous éviterez plus facilement un refroidissement.

IV. *Faites quelques minutes d'exercices plus ou moins
spéciaux.* Un exercice ordinaire de sept ou huit minutes
en s'habillant et après s'être lavé et frictionné légère-
ment serait fort utile pour rendre au corps sa chaleur
normale. Mais on doit aussi avoir pour but de rétablir
l'équilibre dans la distribution du sang, c'est-à-dire de
l'attirer dans les parties qui en manquent en l'enlevant
aux parties dans lesquelles il s'est accumulé. C'est ici

surtout que l'on peut user avantageusement des conseils d'un médecin-gymnaste, plus en état qu'un autre de juger des exercices spéciaux à pratiquer pour rétablir l'ordre dans la circulation du sang. Suivant les cas et toujours d'après des conseils dont vous vous ferez expliquer la légitimité, vous renouvellerez sur place, et sans presque interrompre votre travail, ces exercices divers pendant la journée.

On comprendra l'utilité de ces exercices spéciaux si on veut réfléchir que, suivant les professions que l'on exerce, on fatigue ou on excite certaines parties plutôt que d'autres.

V. *Faites un bon choix des boissons et de la nourriture.* — C'est la nourriture, ce sont les boissons qui vont renouveler votre sang; ce sont surtout des boissons et une nourriture bien appropriées qui le rendront de plus en plus riche en éléments réparateurs. Un tempérament anémique, par exemple, usera de préférence d'une nourriture qui contiendra le plus de fer.

En outre, on variera autant que possible, tout en ne contrariant pas la règle précédente, la nourriture que l'on voudra s'assimiler, on fera les repas à des heures fixes et on se gardera de se baigner ou de travailler tout de suite après le repas.

VI. *Les vêtements doivent couvrir toujours les mêmes*

parties du corps. — La mode, surtout pour les dames, exige une grande variation dans la manière de s'habiller, qui ne peut être que malsaine. Leurs épaules sont tantôt nues, tantôt chaudement couvertes ; leur chevelure est un jour ramassée sur leur tête, un autre jour elle retombera sur les épaules.

Mais ce qu'il y a de plus nuisible, c'est sans contredit l'usage des corsets, contre lesquels tous les médecins réclament. Comment les fonctions de la circulation, de la digestion, ne se trouveraient-elles pas embarrassées quand les muscles, les veines et tous les vaisseaux sont fortement serrés et emprisonnés ? Nous n'avons pas besoin d'insister pour faire comprendre les conséquences déplorables qui en résultent par la constriction et le déplacement des organes, particulièrement de la matrice. C'est là que l'on doit chercher le secret de la stérilité chez beaucoup de dames, ainsi que d'un grand nombre de maladies dont nous ne pouvons parler dans ce résumé succinct de nos conseils hygiéniques.

Enfin les personnes faibles ou vieilles, celles qui sont affectées de rhumatismes ou de la goutte doivent prendre des précautions relatives à leurs vêtements. Le changement ne doit jamais être brusque ; si elles portent des gilets de flanelle, qu'elles ne les quittent jamais que pour en changer. On ne saurait dire le grand nombre de maladies qui peuvent s'attribuer à des causes qui, à première vue, paraissent peu importantes. Ainsi c'est à tort que l'on porte un jour des bas de laine, des bottines élevées, des gilets longs et épais, et un autre jour de petites chaussettes de fil, des souliers ouverts et des gilets courts et d'étoffe légère.

L'indisposition, le refroidissement ne sauraient tarder à se produire.

Quand je donne à mes clients les conseils qui précèdent, je trouve beaucoup de personnes qui me disent : *Il faudrait trop changer dans mes habitudes; je ne puis pas suivre tous ces conseils.* Je comprends qu'il faut parfois du courage, et un grand courage, pour cela. Mais si on ne se sent pas la force de suivre mes conseils et de trop contrarier ses habitudes, on peut au moins *faire quelque chose*, on peut éloigner quelques causes des maladies en modifiant une partie de ses habitudes.

D'ailleurs c'est par les petites choses qu'on arrive aux grandes. Un malaise disparu vous donnera plus de gaieté, amènera plus d'accord et de bonne harmonie dans votre famille. Vous serez moins chagrin en voyant la bonne humeur de tous. Votre joie contrebalancera ensuite d'autres causes de maladies et celles-ci se trouveront retardées. Si ensuite vous avez le courage de modifier plus profondément vos habitudes quotidiennes, le résultat obtenu sera beaucoup plus important encore. La disparition d'une des causes entraînera la disparition de l'autre, et vous obtiendrez ce bien précieux, la santé, qui n'est que le bon état du moral et du physique.

Agissez donc petit à petit, et vous réussirez, car le mot est vrai :

Gutta cavat lapidem non vi sed sæpe cadendo.

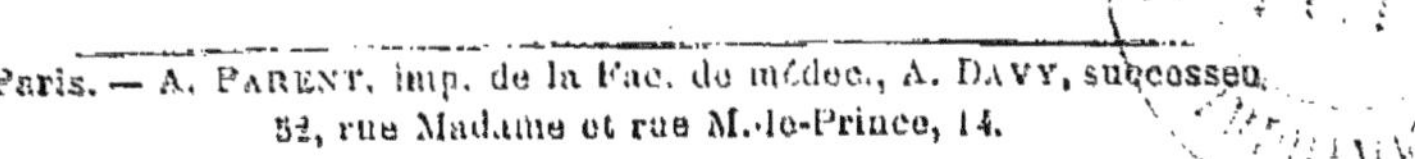

Paris. — A. PARENT, imp. de la Fac. de médec., A. DAVY, successeu,
52, rue Madame et rue M.-le-Prince, 14.

DU MÊME AUTEUR :

GYMNASTIQUE MÉDICALE SUÉDOISE

RÉFLEXIONS SUR L'ÉDUCATION PIIYSIQUE

ET

LES MOUVEMENTS CORPORELS

L'INSTITUT R. SCHENSTRÖM

30, RUE DE PENTHIÈVRE, 30

PARIS